DOCTEUR VICTOR GUILLEMET

PROFESSEUR DE CLINIQUE OBSTÉTRICALE A L'ÉCOLE DE MÉDECINE DE NANTES

DOCTRINES MÉDICALES

LEUR ÉVOLUTION, A DEUX SIÈCLES DE DISTANCE

DISCOURS

Prononcé, le 4 novembre 1890, à la rentrée de l'École de plein Exercice de Médecine et de Pharmacie et de l'École supérieure des Sciences et des Lettres.

NANTES
IMPRIMERIE VINCENT FOREST ET ÉMILE GRIMAUD
PLACE DU COMMERCE, 4

1890

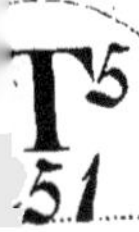

DOCTEUR VICTOR GUILLEMET

PROFESSEUR DE CLINIQUE OBSTÉTRICALE A L'ÉCOLE DE MÉDECINE DE NANTES

DOCTRINES MÉDICALES

LEUR ÉVOLUTION, A DEUX SIÈCLES DE DISTANCE

DISCOURS

Prononcé, le 4 novembre 1890, à la rentrée de l'École de plein Exercice de Médecine et de Pharmacie et de l'École supérieure des Sciences et des Lettres.

NANTES
IMPRIMERIE VINCENT FOREST ET ÉMILE GRIMAUD
PLACE DU COMMERCE, 4

1890

DOCTRINES MÉDICALES

Leur évolution, à deux siècles de distance

Messieurs,

Appelé à l'honneur de prononcer devant vous le discours par lequel, chaque année, nos usages universitaires marquent, pour ainsi dire, la reprise de nos travaux scolaires, je dois avant tout, et cela malheureusement sans fausse modestie, réclamer votre indulgence.

La plupart de mes collègues, en effet, trouvent dans la matière de leur enseignement journalier le sujet de leur discours : cette ressource me fait défaut.

L'obstétrique que je professe, n'offre, je le crois du moins, aucun sujet qui puisse, même paré d'une forme académique, vous être présenté dans cette solennité.

Permettez-moi donc de chercher un sujet qui, sans être spécial, soit encore assez médical pour être traité par un médecin sans dérogation comme sans trop de présomption.

Quand nous songeons aux découvertes qui, dans ce siècle, ont transformé la médecine, nous serions tentés, et j'espère, en disant cela, ne soulever aucunes colères, de croire que la médecine scientifique, j'emploie ce terme avec intention, ne date que d'hier.

Indépendamment, en effet, des découvertes de la chimie et de la physique dont les applications à la médecine sont si importantes, de la physiologie avec la méthode expérimentale, de l'anatomie pathologique avec le microscope, découvertes qui nous ont appris à mieux connaître le fonctionnement intime de nos organes à l'état sain, ou les lésions produites sur ces organes par la maladie, ou bien encore qui ont armé le médecin de médicaments mieux définis et partant plus simples, plus maniables et plus sûrs dans leurs effets, indépendamment de la découverte bien antérieure de l'auscultation qui était venue donner au diagnostic des affections thoraciques une précision qui lui manquait, il est une découverte, ou pour mieux dire, une série de découvertes qui n'ont pas été mises au jour simultanément, qui n'ont pas été jetées brusquement, comme un défi, au travers des doctrines jusqu'alors admises, mais qui, élaborées patiemment avec la plus consciencieuse honnêteté scientifique, se sont succédé par induction, comme par le facile effort d'un génie supérieur.

Je veux parler de ce qu'on a appelé d'abord les théories Pastoriennes et de ce qu'on appelle aujourd'hui, plus justement, les doctrines Pastoriennes. Plus justement, car la théorie suppose quelque chose de simplement spéculatif, voire même d'un peu hasardé ; la doctrine scientifique, au contraire, doit reposer sur des faits prouvés dont elle est le résumé : elle suppose la discussion.

Et quelles doctrines, mieux que celles de Pasteur, ont jamais eu pour base l'expérimentation patiente et laborieuse, et pour creuset, la contradiction qui rend la victoire définitive ?

Je viens de le dire, Messieurs, les doctrines Pastoriennes

qui semblaient d'abord n'avoir avec la médecine que des rapports éloignés, ont amené, au contraire, dans les idées médicales une révolution radicale. Elles ont montré, en effet, du même coup, dans un grand nombre de maladies dont, chaque jour, de nouveaux faits permettent d'élargir le cercle, et la cause et le traitement.

Elles ont résolu, enfin, par l'antisepsie, ce problème de l'indication causale qui tenait tant à cœur aux anciens thérapeutes; elles ont rendu praticable, par l'asepsie, ce vieil axiome du « *sublatâ causâ, tollitur effectus* ».

En sorte que Pasteur, non médecin, méritera que la postérité inscrive son nom parmi les noms des plus grands médecins, des plus grands physiologistes, des hommes qui, dans les sciences biologiques, ont le plus contribué aux progrès de la médecine : les Laënnec, les Bichat, les Claude Bernard, les Wurtz, pour ne parler que de ceux qui ne sont plus.

Comment s'est faite cette transformation des doctrines médicales par les découvertes de Pasteur ?

Entreprendre de vous retracer les phases de cette transformation serait, Messieurs, vous faire injure, et j'aurais peur que le moins compétent d'entre vous se levât pour me rappeler que je n'ai pas titre pour vous instruire.

Aussi bien et mieux que moi, vous savez par quelle succession d'idées Pasteur, des maladies du vin et de la bière, est arrivé à trouver le germe transmissible de la maladie des vers à soie, du choléra des poules, du rouget du porc, de la clavelée chez le mouton, des affections charbonneuses, etc. ; comment enfin, ayant obtenu la reproduction de ces germes par culture, il eut l'idée des cultures atténuées.

De cette idée des cultures atténuées, devait naître l'idée des vaccinations ; et vous savez enfin quel enthousiasme chez les uns, quelle opposition violente chez les autres, ont soulevés ses premières vaccinations de la rage chez l'homme.

Vous savez aussi comment l'idée éclose dans le laboratoire du grand savant, fit son chemin; comment les recherches conduites des substances inorganiques aux animaux, passèrent des animaux à l'homme; comment toute une école, formée par le Maître, répandit jusqu'à l'étanger les théories nouvelles.

Un microbiologiste seul oserait entrer dans le détail de ces opérations de laboratoire, et seul il pourrait le faire d'une façon intéressante pour vous.

Vous me permettrez donc de m'en tenir à ces idées générales.

Elles suffisent, du reste, pour étayer la thèse que je soutenais en commençant.

De grandes découvertes ont, dans ce siècle, et surtout dans les dernières années de ce siècle, profondément modifié les doctrines médicales, et si la chirurgie, plus que la médecine, semble jusqu'ici avoir bénéficié de cette évolution, la différence est plus apparente que réelle. Il suffirait, pour nous en convaincre, de rappeler les travaux de Bouchard sur l'antisepsie intestinale et tant d'autres questions que le cadre de cette étude ne nous permet pas d'aborder.

Qui ne sait, du reste, le soin jaloux avec lequel les conseils d'hygiène surveillent le régime des eaux potables et quelle influence le public lui-même, qui commence à comprendre que prévoir est toujours plus facile que guérir, attribue justement à ces eaux sur le développement des épidémies de fièvre typhoïde ?

Le temps n'est plus, espérons-le, où les populations recevaient à coups de fusil les médecins chargés d'assurer la prophylaxie du choléra.

Notre génération a donc encore une fois soulevé un coin

du voile qui cache à nos yeux avides cette vérité vers laquelle l'homme se sent invinciblement attiré, à la recherche de laquelle il consacre les premiers efforts de son intelligence, lorsque, enfant commençant à peine à balbutier, il demande le pourquoi de chaque chose, et qui, dans l'extrême vieillesse, lui fait trouver trop courte une existence pendant laquelle il a pu apprendre si peu.

Ces découvertes dont nous parlions constituent certainement des fragments de cette vérité et nous pouvons dire que notre époque, en médecine, comme en tant d'autres sciences, a été largement favorisée.

D'où vient donc que, malgré l'évidence du progrès accompli, malgré les merveilleux résultats obtenus déjà, surtout en chirurgie, à l'aide de méthodes qui ne sont que la mise en pratique des doctrines Pastoriennes, il y ait encore des hésitations et des doutes, et que nous nous sentions, si je puis dire, inquiets au milieu de nos succès mêmes ?

Cela ne tient-il pas à ce que, compris dans ce mouvement irrésistible qui nous emporte vers le progrès, et surpris à l'improviste par ces vérités qui nous ont tout d'abord séduits, nous n'avons pu, du premier coup, en bien juger toutes les conséquences et en étudier suffisamment les différents aspects ?

Nous assistons, en effet, acteurs et spectateurs tout à la fois, à une transformation de la médecine, comme de bien d'autres choses, transformation qui menace d'être, sinon radicale, au moins bien profonde, et si sceptiques que nous soyons ou que nous nous croyions, nous ne pouvons nous empêcher d'un certain étonnement, lequel n'est point tout à fait exempt d'une légitime défiance.

Est-ce donc, au surplus, la première fois qu'en médecine une découverte considérable vient brusquement s'imposer à la croyance d'une génération, dût cette foi nouvelle lui coûter le sacrifice de ce que jusque-là elle avait crû vrai et définitivement acquis ?

Et, si le fait s'est déjà produit, l'état d'esprit qui s'en est suivi, a-t-il été bien différent du nôtre aujourd'hui ?

Remontez, Messieurs, si vous le voulez bien, d'un peu plus de deux siècles en arrière et reportez-vous, par la pensée, aux premières années du XVIIe siècle.

Harvey, en Angleterre, a découvert la circulation du sang, et sa découverte vient de passer en France.

« Le premier sentiment qu'elle y excita, dit Maurice Ray-
« naud, fut la surprise [1]. On était tellement habitué aux
« vieilles théories de Galien, le foie occupait depuis si
« longtemps le premier rang, comme origine des vaisseaux
« et organe de la sanguification, enfin, tout concordait si
« bien en apparence dans la doctrine de l'Ecole, qu'il y eut
« un mouvement général de surprise et d'incrédulité.

« Quelques esprits d'élite furent tout d'abord séduits par
« ce que cette conception avait de sublime et, ajoutons aussi,
« par la variété et l'éclat des preuves dont Harvey avait
« entouré sa découverte.

« C'était bien une découverte dont il s'agissait, et l'une
« des plus grandes qui aient jamais honoré l'esprit humain. »

Vers la même époque, en 1622, c'est un Italien, Gaspard Aselli, qui découvre par hasard ce qu'il appelle les veines lactées, autrement dit les vaisseaux lymphatiques. Sa découverte, incomplète, erronée, du reste, en certains points, pour ce qui est des vaisseaux chylifères, est reprise et complétée par le français Pecquet en 1649.

Si nous rapprochons, à dessein, ces deux découvertes (circulation du sang et vaisseaux lymphatiques), c'est qu'elles

1. *Les Médecins au temps de Molière*, par Maurice Raynaud. Paris, Didier et Cie, 1863. Pages 160 et suivantes.

sont voisines par leurs conséquences comme elles le sont en date.

En effet, jusque-là le foie était tout. Selon Galien, le chyle formé par l'intestin et absorbé par les veines mésaraïques, passe de là à la veine porte et au foie. D'autre part, le foie est l'origine des veines. En sorte que le même organe, chargé de la fabrication du sang aux dépens des aliments, envoie à tout le reste du corps, par les veines, le sang formé dans son parenchyme.

Le foie est donc tout, sa primauté est absolue.

Et voilà que, tout d'un coup, on apprend que l'origine des veines n'est pas au foie et que le chyle lui-même se permet de se jeter directement dans le sang, sans passer par le foie.

Tout est changé !

Comme bien on pense, les choses n'allèrent pas toutes seules. Il y eut d'ardents partisans, mais il y eut des détracteurs, et parmi ceux-ci il y eut des gens d'une grande valeur, à la tête desquels on n'est pas peu étonné de trouver le plus grand anatomiste de son temps : Riolan.

« Riolan, qui garda constamment le feu sacré de la « science et cet amour passionné de la vérité qui cherche à « se satisfaire moins dans les livres que dans l'étude atten- « tive et continuelle de la nature, Riolan, l'anatomiste habile « et profond, fort au-dessus des préjugés de son temps qui « interdisaient au savant l'usage du scalpel et les manipu- « lations de laboratoire, Riolan, qui ne cessa de prêcher « d'exemple, conviant la jeunesse aux travaux sérieux et pra- « tiques, à l'observation des faits, animé lui-même d'une « véritable passion pour l'anatomie, qu'il a enrichie de plu- « sieurs découvertes importantes[1] ! »

Il s'agissait pourtant d'une découverte anatomique autant

1. Maurice Raynaud, *loc. cit.*

que physiologique, « d'un fait d'expérience pouvant se véri-« fier à toute heure, obéissant à une loi constante et ne de-« mandant, pour s'imposer à la raison, qu'une attention suf-« fisante et de la bonne foi [1]. »

Une attention suffisante ! mais, à coup sûr, Riolan l'avait apportée dans l'étude de cette question vitale pour l'avenir de la médecine.

La bonne foi ! mais les critiques modernes les plus autorisés affirment que s'il s'est glissé de la mauvaise foi dans certains détails de sa polémique (comment pourrait-il en être autrement quand la passion prend la place de la raison ?), ses écrits cependant portent la trace d'une conviction profonde.

Non, tout simplement, Riolan avait peur pour un système qui représentait pour lui le patrimoine légué par ses devanciers, comme un dépôt sacré ; et ceux qui ont étudié les mœurs, les préjugés de la Faculté à cette époque, savent jusqu'où on pouvait aller dans cette voie.

Ce système, il l'avait choyé, il l'avait enseigné, et voilà que tout s'écroulait autour de lui !

Qu'allait devenir la science ou du moins ce qu'il avait cru être la science ?

Au fond, il était honnête, et il était bien tenté de répondre comme ce professeur de Montpellier auquel Pecquet faisait la confidence de sa découverte : « Tout cela paraît bien évident, cela semble bien la vérité, mais alors..... *quid de nostrâ fiet medicinâ ?* »

Si fort que fût Riolan, et quand bien même la mort ne fût pas venue mettre un terme à sa résistance, il aurait bien fallu céder à l'évidence.

Mais avant de s'avouer vaincu, les arguments manquant, on eut recours aux épigrammes, puis aux injures.

1. Maurice Raynaud, *loc. cit.*

Ce fut Guy Patin qui se chargea de cette besogne. Ce n'était pourtant pas, non plus, le premier venu que l'ami du premier président Lamoignon, l'homme recherché dans tous les salons pour la finesse et la verve de son esprit, l'écrivain érudit. Mais on savait qu'il ne faisait pas bon s'exposer à ses coups, car sa plume était acérée. Il était « l'homme de la « fougue, s'oubliant facilement dans ses critiques bilieuses et « arrivant aisément à l'emporte-pièce et à la griffe du lion [1]. »

Pour Guy Patin, la question était bien simple à résoudre. Les partisans de la circulation étaient appelés circulateurs ; or comme, en latin, *circulator* veut dire charlatan, il s'ensuit que la doctrine nouvelle est du pur charlatanisme et qu'il n'y a pas lieu de s'en occuper.

Tels sont les chefs de l'opposition à la découverte de Harvey.

« Il n'en est que plus triste, pour l'histoire de l'esprit « humain, dit Maurice Raynaud, de voir tant de talent « dépensé pour une si mauvaise cause. »

Les premiers, dont les hésitations tenaient aux souvenirs et à la fidélité aux enseignements d'antan, étaient presque respectables.

Quant aux seconds, les violents et les grossiers, ce fut Molière qui se chargea de leur répondre. Il eut la plume aussi légère que Guy Patin, dans la circonstance, l'avait eue lourde ; et je ne crois pas qu'on ait jamais imaginé, malgré une modération à laquelle Molière ne nous a pas habitués quand il s'agit des médecins, plus sanglante ironie que celle contenue dans cette simple phrase mise dans la bouche de Diafoirus père faisant l'éloge de l'héritier de son nom et de ses talents : « Ce qui me plaît en lui, et en quoi il suit mon

1. Docteur Nivelet de Commercy, *Molière et Guy Patin*. Adrien Delahaye et Cie. Paris, 1880.

exemple, c'est qu'il s'attache aveuglément aux opinions de nos anciens, et que jamais il n'a voulu comprendre ni écouter les raisons et les expériences des prétendues découvertes de notre siècle, touchant la circulation du sang et autres opinions de même farine. »

Tel était, Messieurs, l'état d'esprit, je dirais médical, au XVIIe siècle, après la découverte d'Harvey.

Je ne veux pas dire que l'analogie soit complète entre cette époque et la nôtre, après la découverte de la circulation et après l'éclosion des doctrines microbiennes.

Cependant, en tenant compte des très grandes différences dans les institutions et les mœurs, ne trouvez-vous pas qu'il y a quelques points de ressemblance?

« En tout temps, pour passionner les intelligences, dit « l'auteur que nous avons déjà tant de fois cité, il faut au « moins un mot qui serve à la fois de symbole et de drapeau « de ralliement. Au XVIIe siècle, il y en eut deux : la circu- « lation du sang et l'antimoine. »

A la fin du XIXe siècle aussi, nous avons ces deux mots symboliques, presque plus significatifs que ceux du XVIIe siècle, parce que, se complétant l'un l'autre, à eux deux ils expriment à la fois les idées nouvelles et leurs plus fructueuses conséquences : microbes et antisepsie.

Si les doctrines microbiennes sont le résultat de recherches de longue haleine, si elles n'ont pas eu la soudaineté d'apparition de la grande découverte du XVIIe siècle, leur éclosion n'en a pas moins causé une vive surprise, « un mouvement général de curiosité », parmi tous ceux qu'intéresse la science médicale, c'est-à-dire non seulement parmi les savants de laboratoire, non seulement parmi les médecins et les chirurgiens jaloux de tout ce qui peut rendre leur art plus bienfaisant et plus sûr, mais parmi le public lui-même, qui, dans toutes ces questions, est, en fin de compte, le plus intéressé, puisque c'est lui qui souffre et qui attend des nouvelles doctrines une diminution de ses souffrances, une guérison plus rapide de ses maux et la préservation contre les maladies à venir.

Si les doctrines nouvelles ne sont pas venues heurter de front un système exclusif, consacré par la croyance de plusieurs siècles, considéré par ses partisans comme l'arche sainte à laquelle il n'est pas permis de toucher sans s'exposer à voir éclater la foudre et le tonnerre, il n'en est pas moins vrai qu'elles sont venues battre en brèche une foule d'idées reçues, principalement en ce qui touche à l'étiologie de presque toutes les maladies, et qu'une fois adoptées, ces théories ont eu pour effet immédiat de modifier profondément la thérapeutique qu'elles menacent de bouleverser.

Certainement nous avons l'esprit plus ouvert, nous ne craignons pas qu'une vérité nouvelle bien prouvée mette en péril des vérités anciennes bien établies, nous savons qu'elles se fondent et vivent en bonne harmonie. Nous n'avons pas du reste, à un même degré que nos devanciers, le respect de la tradition et il y a beau temps que nous n'avons cure du *Magister dixit.* Malgré tout cela, nous avons les faiblesses inhérentes à la nature humaine : notre premier mouvement est d'aller vers le nouveau ; la réflexion nous fait reculer et nous rend méfiants. En cela nous sommes les mêmes à deux siècles de distance.

Ce nouveau, cependant, comme la découverte du XVIIe siècle, est un fait d'expérience, tangible et facile à vérifier. Il ne demande lui aussi pour s'imposer à la raison qu'une attention suffisante et de la bonne foi.

Les preuves en sont nombreuses.

L'existence des microbes est incontestable puisqu'on peut les voir, en dessiner les formes, en étudier les mœurs, les isoler, les cultiver, les inoculer à l'animal et à l'homme.

On les connaît par leurs effets, puisqu'on sait que, dans telles conditions d'absorption par l'économie humaine, ils déterminent exactement telles maladies.

On les reconnaît même par les résultats des méthodes curatives, puisque la méthode expérimentale nous a appris qu'on pouvait, avec tels liquides donnés, créer des milieux défavorables à leur éclosion, à leur pullulation ou à leur propagation, et là encore la doctrine nouvelle a donné raison à l'ancien adage : *Naturam morborum ostendunt curationes.* Voilà la partie indéniable de la nouvelle doctrine ; en cela elle se rapproche de la découverte du XVIIe siècle.

Mais, à côté de cela, que d'appréciations qui n'ont plus la précision du fait matériel et brutal ; et alors, que d'erreurs possibles, en deçà ou au delà de la vérité, que nos moyens d'investigations ne nous permettent pas encore d'apprécier ! Le microbe existe : on le trouve toujours identique, dans des conditions également identiques.

Mais quelle est au juste sa nature intime ?

Est-il la maladie elle-même? Est-il l'agent de transmission de la maladie? Est-il, dans son principe, cause ou effet? Mystère !

C'est là que l'imagination peut se donner libre champ; mais c'est là aussi que la discussion est permise.

On me dit que le microbe est tout, et que, lorsque j'attribue une maladie à une autre cause, je commets une grossière erreur. Cependant, je prends froid aux pieds, j'éternue et je reste avec un coryza. Je veux bien croire qu'une fois enrhumé, les sécrétions de ma muqueuse pituitaire contiennent des quantités de microbes et qu'alors je sois dangereux pour mes voisins auxquels je peux communiquer, à mon tour, un coryza; mais, en ce qui me concerne, ayant l'expérience que, chaque fois que j'ai froid aux pieds, j'enrhume, j'ai bien peine à croire que la froidure de mes extrémités inférieures ne soit pas pour quelque chose dans ma maladie, ou, tout au moins, ne soit un prétexte à la virulence du microbe, peut-être par un phénomène analogue à ce qui se passe chez la poule, laquelle, réfractaire au charbon dans des conditions de température normales, devient inoculable lorsqu'elle a été préalablement soumise à un abaissement de température.

On m'affirme que la diarrhée verte des enfants est due à un microbe justiciable de l'acide lactique. Je crois bien volontiers qu'il existe, dans ce cas, un microbe particulier dans l'intestin de mon petit malade ; je le crois d'autant mieux que l'expérience m'a appris que cette diarrhée est contagieuse. Mais, si, n'obtenant avec l'acide lactique qu'une amélioration relative, je m'inquiète et regarde de plus près, je finis quelquefois par découvrir que la nourrice infidèle fait, à l'insu des parents, manger à l'enfant des aliments qui ne sont pas en rapport avec le développement incomplet de sa muqueuse intestinale : je rectifie l'alimentation et l'enfant guérit. Je ne peux pas croire qu'ici le microbe n'ait été plutôt un effet, susceptible de devenir à son tour cause de contagion sur d'autres enfants ou de persistance de la maladie chez le même petit malade, s'il n'est arrêté à temps dans sa pullulation ou dans sa propagation.

On me dit que l'hérédité est une de ces théories surannées dont il n'y a plus lieu de tenir compte dans l'appréciation de la transmission de certaines maladies, et qu'il faut désormais mettre au compte de la contagion, mieux interprétée, la plupart des faits attribués jusqu'ici à l'hérédité. Cependant, quand je considère un enfant, que je constate chez lui la même forme du nez et de la bouche, la même couleur des yeux et des cheveux, le même timbre de voix, la même démarche que chez son père ou sa mère, je me dis qu'il est au moins bien étrange que cette ressemblance soit absolument limitée aux formes extérieures et je suis tenté de croire qu'elle pourrait bien être plus profonde ; et si je songe que ce petit être a déjà les mêmes penchants au mal ou au bien que les auteurs de ses jours, j'ai peine à me débarrasser du cauchemar de l'hérédité.

A vrai dire, je le regrette pour l'enfant, car l'expérience m'a appris que, dans ces héritages, il y a, en général, plus de mal que de bien.

Je ne critique ni ne juge, Messieurs, je m'en garderais bien, n'osant me permettre une pareille témérité à l'égard des savants qui formulent ainsi la vérité nouvelle.

Mais je vous expose ce que j'éprouve, pensant que beaucoup d'autres éprouvent les mêmes perplexités, et cela m'inquiète ; car, à la vérité, je ne suis pas un savant, je le sais et je le confesse humblement ; cependant j'ai quelques notions de ces choses, et, si je suis si embarrassé au milieu de toutes ces appréciations, que sera-ce donc du public qui commence à s'en inquiéter ?

Involontairement, je pense à la servante des comédies de Molière et je me dis que, si j'entreprenais d'exposer ces théories ultra-microbiennes à Toinette qui, malgré ses deux cents ans passés, est toujours jeune, parce qu'elle est l'incarnation du gros bon sens populaire qui ne vieillit pas, Toinette, je le crains bien, me rirait au nez et me jetterait à la face quelqu'une de ces reparties impertinentes.... mais justes qui lui sont si familières.

Je me suis efforcé, Mesieurs, de vous exposer la place importante qu'ont prise en médecine les théories microbiennes ; si je me suis permis une incursion sur le XVIIe siècle et un rapprochement entre les découvertes de Pasteur et la découverte d'Harvey, c'est que j'ai voulu vous montrer que des événements aussi considérables, si dissemblables soient-ils et à quelque distance qu'ils se manifestent, ne se produisent jamais sans amener dans une société un trouble profond.

Quand je dis trouble, je ne veux pas dire quelque chose de fâcheux. Autrefois, on admettait des crises ou des périodes critiques, pendant lesquelles les maladies, jusque-là stationnaires, prenaient une allure plus franche vers la guérison ou vers une terminaison fatale ; il y avait donc des crises salutaires.

Je dirais volontiers qu'actuellement la médecine elle-même traverse une crise éminemment salutaire.

Il semble que l'assimilation de ces nouvelles doctrines soit laborieuse ; mais déjà le calme revient et bientôt nous ne conserverons plus que le souvenir d'une secousse qui nous aura laissé une méthode admirable, non seulement de traitement, mais encore de prophylaxie.

En commençant, je m'excusais de ne pouvoir tirer mon sujet de la spécialité que je professe ; en terminant, je m'aperçois que je ne puis me dispenser d'en dire un mot.

Les méthodes antiseptiques et aseptiques qui sont nées de la connaissance des microbes, ont rendu d'immenses services à la chirurgie, mais les chirurgiens ne m'en voudront pas d'avancer qu'elles en ont rendu de non moins grands à l'obstétrique.

Ce n'est que depuis les travaux de Pasteur et de ses élèves qu'on connaît bien les affections puerpérales, sinon cliniquement, au moins dans leur nature intime. S'il est en effet des affections microbiennes et contagieuses, ce sont bien celles-là ! Combien y a-t-il d'années qu'on s'explique bien nettement pourquoi le voisinage non seulement d'une affection puerpérale, mais d'un érysipèle, d'une lymphangite, d'une suppuration quelconque, qu'une souillure sur le doigt ou le vêtement du médecin, de la sage-femme ou de la garde, qu'une tache sur la literie constitue un danger de mort pour la femme en couches ? Il ne faudrait pas rechercher bien loin dans les discussions des sociétés savantes, pour reconnaître que c'est encore aux recherches de Pasteur que nous devons la connaissance de cette vérité. Si, avant lui, tout n'était pas erreur sur ce point, il y avait au moins beaucoup de confusion, puisque les hommes les plus compétents et les plus autorisés pouvaient avoir sur ces questions de la nature de la fièvre puerpérale et de sa contagion, les opinions les plus opposées.

Que maintenant on se donne la peine de consulter les statistiques des maternités et on verra quels admirables résultats a donnés la méthode antiseptique et surtout l'asepsie dans les accouchements.

Ne pas dire cela, eût été une faute impardonnable de ma part.

Je ne me dissimule pas, en terminant, Messieurs, que j'ai été très au-dessous de ma tâche. J'ai dû me borner à esquisser mon sujet à grands traits, n'en traçant que les lignes principales. Pour entrer dans le détail technique des travaux de laboratoire qui sont la base des théories Pastoriennes, il eût fallu une compétence que je n'ai pas. Ce sujet probablement tentera certain jour quelqu'un d'entre vous.

Vous donner, sous forme de statistique, les résultats de l'antiseptie et de l'asepsie eût été un travail bien aride. Ni ceci ni cela n'eût concouru au but que je me proposais.

En vous montrant la place immense qu'occuperont dans l'histoire médicale de la fin du XIXe siècle les travaux de M. Pasteur, j'ai voulu, dans la mesure de mes faibles moyens, contribuer à honorer une science éminemment française et un savant qui est en même temps un grand patriote.

On nous dit de tous côtés, et cela doit être en partie vrai puisque des gens très dignes de foi le disent et l'écrivent, que les chirurgiens allemands sont d'admirables opérateurs, que leur outillage est parfait et qu'ils pratiquent l'antiseptie de façon à nous rendre jaloux, si nous pouvions êtres jaloux de ce qui a pour résultat le soulagement de l'humanité, dans quelque pays que ce soit. On dit aussi que nos milliards ont contribué, pour une partie, à donner à nos heureux vainqueurs ce bien-être scientifique.

Il est au moins pour nous une pensée consolante, c'est que la doctrine qui permet de si bien faire, sans laquelle le talent et l'outillage ne suffiraient pas, cette doctrine aussi vient de France.

Emanation du génie national, elle ne nous a pas été arrachée dans un jour de deuil ; elle est allée à la conquête du monde, non pour faire des victimes, non pour accumuler des haines, mais pour sauver des vies humaines, pour la plus grande gloire du nom français.

Nantes. — Émile Grimaud, imprimeur breveté, place du Commerce, 4.

www.ingramcontent.com/pod-product-compliance
Ingram Content Group UK Ltd.
Pitfield, Milton Keynes, MK11 3LW, UK
UKHW012131240726
13965UKWH00005B/2110

9 782013 047494